BEI GRIN MACHT SICH IHR
WISSEN BEZAHLT

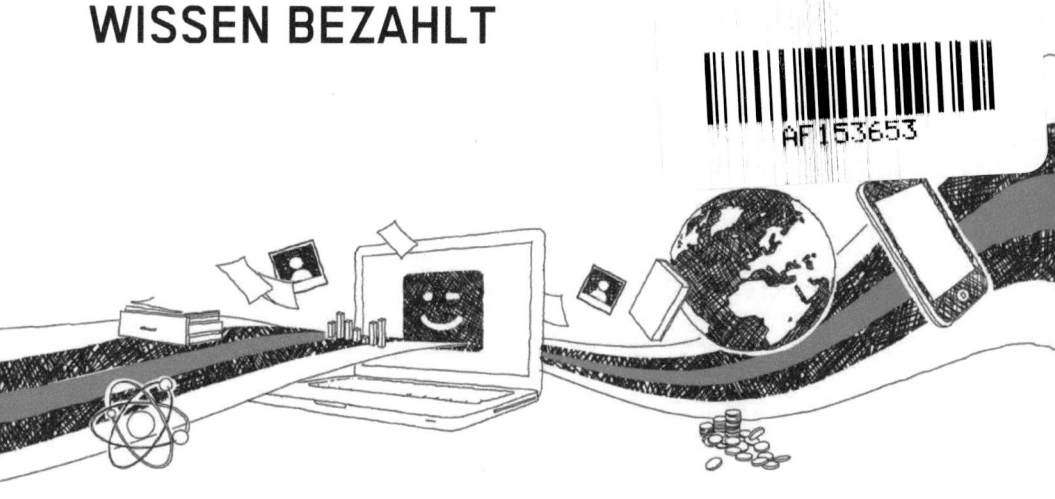
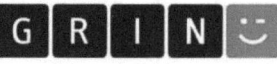

Soziale Ungleichheit und Gesundheit. Gesundheitschancen für Eltern und Kinder aus schwierigen sozioökonomischen Verhältnissen

Steffi Gesser

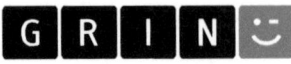

Bibliografische Information der Deutschen Nationalbibliothek:

Die Deutsche Nationalbibliothek verzeichnet diese Publikation in der Deutschen Nationalbibliografie; detaillierte bibliografische Daten sind im Internet über http://dnb.d-nb.de abrufbar.

ISBN: 9783346393814
Dieses Buch ist auch als E-Book erhältlich.

© GRIN Publishing GmbH
Nymphenburger Straße 86
80636 München

Druck und Bindung: Books on Demand GmbH, Norderstedt Germany
Gedruckt auf säurefreiem Papier aus verantwortungsvollen Quellen

Das Buch bei GRIN: https://www.grin.com/document/1000656

Gesser, Steffi

Hochschule Darmstadt
Fachbereich Soziale Arbeit

Prüfungsleistung im Studiengang Soziale Arbeit (Bachelor) Modul 91100
Gesellschaftswissenschaftliche Grundlagen der Sozialen Arbeit

Seminar: Sozial ungleiche Gesundheitschancen zu Zeiten von COVID 19

PORTFOLIO

Teil I: MindMap
Teil II: Thesenpapier zum Thema Soziale Ungleichheit
Teil III: Projektanalyse zum Thema Soziale Ungleichheit

Sommersemester 2020

Abgabedatum: 21.09. 2020

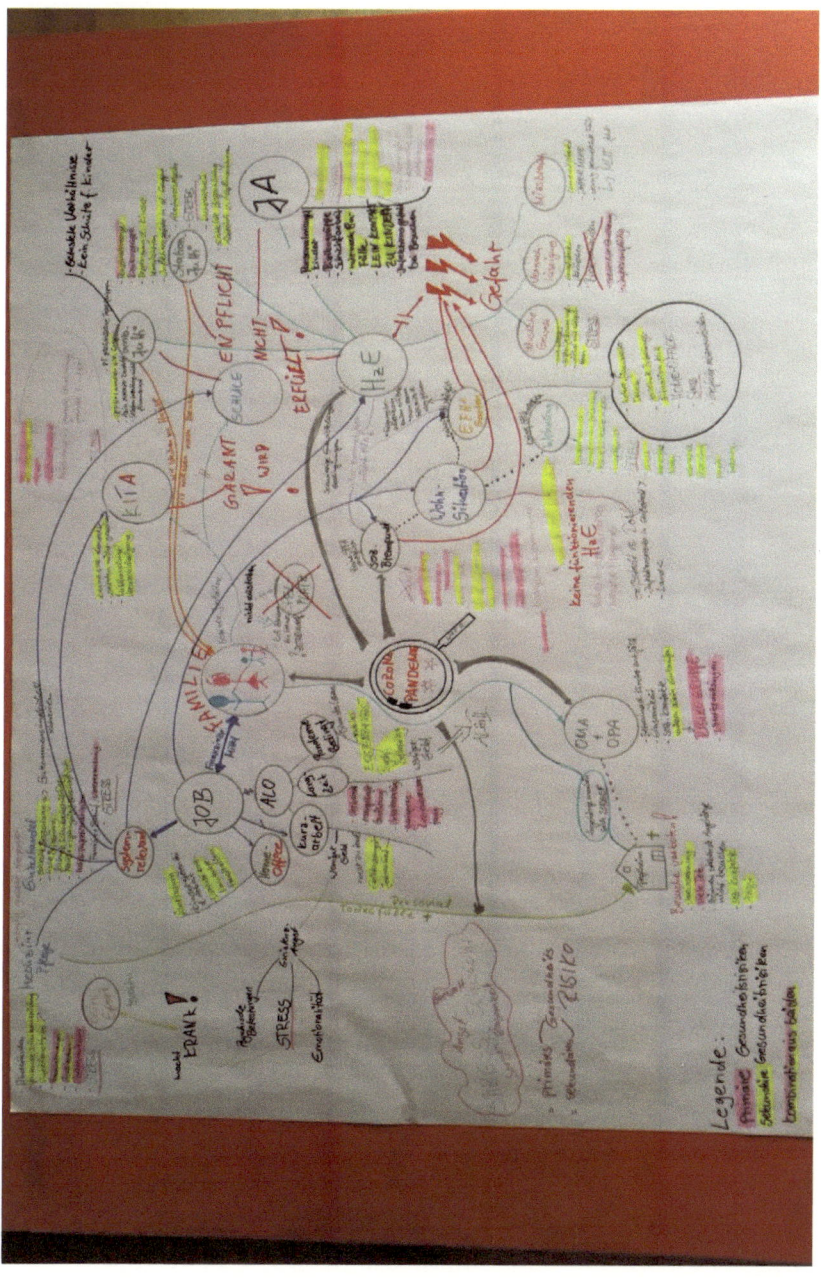

Teil II: Thesenpapier zum Thema Soziale Ungleichheit

Gesser, Steffi

Hochschule Darmstadt
University of Applied Sciences
Fachbereich: Soziale Arbeit

Modul 91100
Sozial ungleiche Gesundheitschancen zu Zeiten von COVID 19
Teilprüfungsleistung im Studiengang Soziale Arbeit (Bachelor)

Sommersemester 2020

Abgabedatum: 07.06.2020

Soziale Ungleichheit und Gesundheit

1. Einleitung

Durch die Corona-Pandemie, die sich in den letzten Monaten weltweit ausgebreitet hat, und die nachfolgende Recherche verschiedener einschlägiger Literatur entstand dieses Thesenpapier. Die Verflechtung der Ungleichheit der Lebensbedingungen im Zusammenhang mit Gesundheit und Sterblichkeit nimmt stetig zu, obwohl Deutschland zu den reichsten Ländern, mit einer sehr gut ausgebauten sozialen Sicherung und medizinischen Versorgung gehört. Dem sozialen Status, dem Einkommen und dem Bildungsniveau werden ein hoher Stellenwert zugeschrieben. Da viele Erkrankungen, Beschwerden und Risikofaktoren gerade bei Personen mit niedrigem sozialen Status besonders häufig auftreten, erstelle ich den vier Leitfragen von Lampert folgend, die im Anschluss näher erläuterten Thesen. Diese werde ich am Ende der Arbeit mit der Corona-Pandemie in Bezug setzen und diskutieren.

2. Thesen

1. Personen mit niedrigem sozialen Status belasten das Gesundheitssystem

Chronische Krankheiten und Risiken treten häufiger in der niedrigen Statusgruppe auf, weil ein niedriger sozialer Status mit vielen gesundheitsbelastenden Faktoren einhergeht. So ist das Risiko bei Männern aus der niedrigen Statusgruppe um das 2,3 fache, bei Frauen sogar um das 2,9 fache erhöht, an Herz-Kreislauf-Beschwerden zu erkranken (vgl. Lampert 2015). Gleichzeitig treten auch in dieser Statusgruppe häufiger Erkrankungen an psychischen Störungen auf. Hier ist zu erwähnen, dass mehrere psychische Störungsbilder gleichzeitig auftreten können. Die Risiken an Depressionen und affektiven, somatoformen Angststörungen zu erkranken ist aufgrund der Arbeits- und Lebensbedingungen erhöht (vgl. Lampert 2015) und (vgl. Geyer 2015). Menschen mit einem niedrigen sozialen Status sind häufig in prekären Beschäftigungsverhältnissen und arbeiten meist in Berufen mit hohen Belastungskonstellationen und geringem Dispositionsspielraum (vgl. Geyer 2015). Die Lebensbedingungen von Menschen mit niedrigem sozialen Status beeinflussen die Gesundheit dahingehend negativ, dass in dieser Statusgruppe in kostengünstigem Wohnraum in sozialen Brennpunkten gelebt werden muss. Hier wohnen viele Personen auf engstem Raum zusammen. Seltenst gibt es Möglichkeiten sich zu regenerieren. Das sind einige der Auslöser, die das Gesundheitssystem über kurz oder lang belasten, sei es aus dem einen Grund, weil die Kranken-, Renten-, und Pflegeversicherungen aufgrund der vom Gesundheitswesen erbrachten Leistungen hohe Kosten zu bewältigen haben oder aus einem weiteren Grund, weil nur geringe Beitragszahlungen in das Sicherungssystem zurückfließen.

2. Durch prekäre Arbeitsverhältnisse wird die Wirtschaft geschädigt

Schlecht bezahlte Arbeit ist ein Gesundheitsrisiko. Aufgrund dessen treten häufiger als in anderen sozialen Schichten neben kurzzeitigen auch chronische Krankheiten auf (vgl. Geyer 2016). Einige Erläuterungen hierzu sind bereits in These 1 dargelegt. Weitere, wie zum Beispiel Erkrankungen des Stütz- und Bewegungsapparates, sind auf die schweren körperlichen Tätigkeiten zurückzuführen, die vermehrt von Personen aus der unteren Statusgruppe ausgeübt werden. So sind Erkrankungen am Herz-Kreislaufsystem, des Bewegungsapparates und arbeitsbedingte Unfälle häufiger in einfachen und manuellen und schlechter bezahlten Berufen vorzufinden, als in gehobeneren Positionen (vgl. Dragano et.al. 2016). Diesbezügliche Geschlechterunterschiede wurden in der Arbeit von Binder-Fritz herausgearbeitet. So arbeiten Frauen in prekären Beschäftigungen z.B. häufig im Dienstleistungsgewerbe, der Reinigung, der Pflege, als Fabrikarbeiterinnen und im Einzelhandel. Männer werden vermehrt in Berufszweigen eingesetzt, in denen schwere körperliche und gesundheitsschädigende Arbeiten mit hohen Unfallgefahren und Stressbelastungen, verrichtet werden müssen (vgl. Binder-Fritz et.al. 2014).

Die Arbeitsunfähigkeitsrate und die krankheitsbedingte Frühberentung ist in niedrigen Positionen höher als in den folgenden höheren Stufen (vgl. Dragano et.al. 2016). Die Folgen davon sind wirtschaftsschädigend, weil nur geringe bzw. gar keine Beiträge in das Sozialversicherungssystem eingezahlt werden. (Anmerkung: SV-Träger sind in diesem Beispiel mit Wirtschaftsunternehmen gleichzusetzen). Für die Betriebe entsteht ein wirtschaftlicher Schaden, weil auf sie durch häufige bzw. chronisch kranke Arbeitnehmer hohe Kosten zukommen. Erwähnenswert sind in diesem Zusammenhang einerseits die Lohnfortzahlungen im Krankheitsfall, die nur bedingt und unter gewissen Voraussetzungen von den Sozialversicherungsträgern erstattet werden. Andererseits wird die Arbeit nicht erledigt oder muss durch Zeitarbeitspersonal oder bei Langzeitkranken durch Arbeitnehmer mit befristeten Arbeitsverhältnissen ersetzt werden. Diese wiederum prekären Arbeitsverhältnisse verursachen einen Kreislauf, der sich so lange wiederholt, bis er durch adäquate Arbeitsbedingungen und Lohnzahlungen durchbrochen wird.

3. Arme Menschen sterben früher

Bereits in der zweiten Hälfte des 19. Jahrhunderts wurde auf einen Zusammenhang zwischen dem sozioökonomischen Status und der frühzeitigen Sterblichkeit hingewiesen. Waren es zu diesem Zeitpunkt jedoch die Infektionskrankheiten, die aufgrund der schlechteren Hygienebedingungen in der Unterschicht häufiger auftraten, so muss sich der heutige Blickwinkel auf Risikoerkrankungen verändern. Heute werden deshalb die Infektionskrankheiten weitestgehend außer Acht gelassen, sondern eher die kardiovaskulären Erkrankungen, Erkrankungen des Bewegungsapparates sowie psychische Erkrankungen betrachtet. Diese Leiden treten verstärkt in der niedrigen Statusgruppe auf und führen hier zu einem höheren Morbiditäts- und Mortalitätsrisiko, als in der mittleren und oberen sozialen Schicht (vgl. Dragano et.al. 2016). Daten des Sozioökonomischen Panels aus den Jahren 1995 bis 2005 zeigen, dass für Männer, deren Einkommen weniger als 60% des mittleren Einkommens beträgt, ein um 2,7 fach erhöhtes Mortalitätsrisiko besteht. Bei Frauen aus der niedrigsten Einkommensgruppe liegt das Mortalitätsrisiko bei 2,4. In Jahren bedeutet dies, dass Männer aus der niedrigsten sozialen Gruppe ca. 10,8 Jahre früher sterben, als Männer aus höheren Gruppen. Die Unterschiede in der Sterblichkeit bei Frauen liegen bei ca. 8,4 Jahren. Noch drastischer sind die Zahlen bei Betrachtung der Lebensjahre, die die Studienteilnehmer bei guter oder sehr guter Gesundheit verbracht haben. Hier liegen die Unterschiede zwischen den Einkommensgruppen bei 14,3 Jahren bei Männern und 10,2 Jahren bei Frauen (vgl. Lampert 2015). Diese Zahlen belegen die These, dass ein Zusammenhang zwischen sozioökonomischem Status, Einkommen und der Lebenserwartung besteht.

4. Ein niedriges Bildungsniveau ist ein gravierender Faktor beim Auftreten von chronischen Krankheiten

Niedrige Schul- und Bildungsabschlüsse stehen häufig im Zusammenhang mit niedrigeren beruflichen Positionen und gehen mit geringen Einkommen einher (vgl. Dragano et.al. 2016). Monotone Arbeitsbedingungen, die einen geringen

Dispositionsspielraum zulassen, führen über einen längeren Zeitraum, zu einer Verringerung der geistigen Flexibilität (vgl. Geyer 2015).

Krankheiten treten aufgrund der geringeren finanziellen Mittel vermehrt auf, weil sich die Betroffenen gesunde Ernährung und Bewegungsangebote nicht leisten können. Sie sind meist nicht in der Lage, auch aufgrund von fehlendem Wissen, eine gesundheitsfördernde Lebensführung umzusetzen.

In einer finnischen Studie zur Mundgesundheit konnten die Unterschiede zur schulischen Bildung am deutlichsten herausgearbeitet werden. Die Personen mit der höchsten schulischen Qualifikation hatten den besten Zahnstatus. Interessant erscheinen in diesem Zusammenhang aber auch die sozialen Auf- und Abstiege. So lässt sich am Beispiel der Mundgesundheit eine Verbesserung erkennen, wenn ein Aufstieg in eine höhere soziale Schicht, von einer Generation zur Nächsten erfolgt (vgl. Geyer 2015).

Auch am Beispiel einer Erkrankung an Diabetes mellitus Typ 2 lässt sich ein Zusammenhang zwischen Schulbildung und Erkrankungshäufigkeit erkennen. Bei einem Vergleich von Personen aus der untersten Bildungsschicht mit Personen der Obersten war die Häufigkeit an Diabetes Typ 2 zu erkranken um 490% erhöht. Beim Zugrundelegen der beruflichen Positionen lag das Risiko nur noch bei 160 %. Bei Vergleichen der Einkommen reduzierte sich der Unterschied auf 30%. Das zeigt, dass die mangelnde Bildung bei diesem Krankheitsbild den Hauptfaktor darstellt. Es lässt sich daraus schlussfolgern, dass ein Zusammenhang zwischen Bildung und Erkrankungsrisiko besteht. Menschen mit geringerer Bildung verfügen über weniger Wissen, was die Zusammenhänge im menschlichen Körper betrifft. Sie ernähren sich häufig energiereich und wenig ausgewogen. Eine Patientenschulung, die die spezifischen Ernährungsgewohnheiten verändern soll, gestaltet sich mit sinkendem Bildungsniveau proportional schwieriger. So bleibt in diesem Fall häufig nur noch die Medikation, deren Einnahme sich auch nur sehr schwer umsetzen lässt. Wie bereits im Beispiel der Mundgesundheit liegen auch hier durch intergenerationale Auf- oder Abstiegsprozesse beeinflusste Veränderungen vor.

Die Folge daraus ist eine häufigere Erkrankung, die sich auf das Gesundheits- system negativ auswirkt.

5. Hoher Bildungsstand – Ein Garant für Gesundheit

Kardiovaskuläre Erkrankungen werden in Deutschland im Rahmen der Herz- Kreislauf- Präventionsstudie analysiert. Hier zeigt sich, das in der Altersgruppe zwischen 25 und 64 Jahren bei beiden Geschlechtern, weniger der Bildungsstand, sondern eher die berufliche Position ein ausschlaggebendes Risiko für Herz- Kreislauferkrankungen ist. Bei Männern ist das Risiko dann besonders erhöht, einen aufgrund mangelnder Durchblutung hervorgerufenen Schlaganfall zu erleiden, wenn eine hohe Qualifikation mit einer niedrigen beruflichen Position einhergehen. Bei Frauen ist im Zusammenhang mit hoher Qualifikation und hoher Position besonders das niedrige Einkommen, als Belastungsauslöser zu erwähnen.

Im Bereich der Krebserkrankungen liegen vergleichsweise wenige Studien zu den ungleichen Gesundheitschancen vor. Beim Bronchialkarzinom und Magenkrebs ist in den Studien immer von der untersten beruflichen Position die Rede. Sie lässt zwar auf eine geringe Bildung schließen, ist aber nicht empirisch belegbar. Bei Brustkrebserkrankungen sind laut internationalen Studien Frauen aus mittleren und höheren Positionen häufiger betroffen. Eine dänische Studie für die Jahre 1994 bis 2006 zeigt, dass sich mit dem Verbessern der materiellen Lage, auch das Risiko erhöht, an Brustkrebs zu erkranken.

Die vierte These lässt den Rückschluss zu, dass diese Aussage der Wahrheit entsprechen könnte. Wie die Empirie aber anhand von Erkrankungen des Herz-Kreislaufsystems und Krebserkrankungen zeigt, lässt sich diese Aussage nicht pauschalisieren sondern erfordert das Einbeziehen weiterer krankheitsauslösender Faktoren (vgl. Geyer 2015).

6. Aufgeklärte Patienten werden schneller gesund

Auch wenn die, in der Sozialepidemiologie am häufigsten verwendeten Indikatoren nicht unabhängig voneinander betrachtet werden sollen, zeigt sich doch, dass die Bildung einen hohen Stellenwert einnimmt. Personen, die schon in der Generationsfolge eine eher niedrige Bildung vorweisen, werden selbst auch meist nur niedrige schulische Qualifikationen erreichen. Sie sind aufgrund ihres Handelns an ihre sozialen Gruppen gebunden und weisen ein entsprechendes gesundheits-relevantes Verhalten auf. Die medikamentöse Behandlung von Diabetes mellitus Typ 2 kann bei entsprechender Patientenschulung geringer ausfallen (vgl. Geyer 2015). Das bedeutet in diesem Zusammenhang jedoch, dass die Patienten die diätetischen Vorgaben der Mediziner einhalten. Für Menschen aus einer niedrigen Bildungsstufe ist daher eine Aufklärung und Schulung erforderlich, die dem Bildungsniveau entspricht und die jeweiligen Stärken und Schwächen berück-sichtigt. Je höher der Bildungsgrad desto größer ist auch der Behandlungserfolg. In diesem Zusammenhang ist zu erwähnen, dass mit steigendem Bildungsniveau auch die Bereitschaft steigt innovative und alternative Behandlungsmethoden anzu-nehmen. In Bezug auf die Mundgesundheit und Ernährungsgewohnheiten ist eine Aufklärung notwendig, die es ermöglicht den sozialen Status, insbesondere in Bezug auf Bildung, zu durchbrechen. Das kann bereits im Rahmen der frühkindlichen Bildung in Kindertagesstätten und Grundschulen erfolgen.

7. Gleiche Bildungschancen für alle entlasten das Gesundheitssystem

Die Schulbildung ist ein wichtiger Aspekt, wenn die ungleichen Gesundheitschancen betrachtet werden. So ist laut Geyer genau hier anzusetzen. Auf der Bevölkerungsebene ist ein möglichst hohes mittleres Niveau anzustreben (vgl. Geyer 2015). Dies wäre möglich, wenn nicht bereits in der früheren Kindheit begonnen würde in niedrigen und hohen Bildungsstand zu spalten. Eine Aufteilung in der Grundschule in die weiterführenden Schulformen erachte ich als zu früh, weil hier bereits der Grundstein gelegt wird, welche Bildung ein Schüler erreichen kann.

Eine allumfassende und allgemeine Bildung, wie sie beispielsweise in der ehemaligen DDR praktiziert wurde, könnte dafür eine Lösung sein. Gerade was den Aufbau und die Funktion des menschlichen Körpers betrifft, wird in den vorhanden Schulformen mit sehr differenzierten Methoden gelehrt, was logischerweise zu unterschiedlichem Wissen führt.

Dem Bereich der Prävention muss ein noch größerer Stellenwert zugeschrieben werden. So benötigen Kinder und Jugendliche, die durch die Generationsfolge im eher unteren Bildungsniveau angesiedelt sind Unterstützung seitens der Schule oder sozialen Arbeit, um dieses Muster zu durchbrechen.

3. Diskussion der verwendeten Literatur in Bezug auf die Corona Pandemie 2020

Während der Corona-Pandemie, die am 11. März 2020 durch die WHO ausgerufen wurde, zeigte sich deutlich, dass ein Zusammenhang zwischen sozioökonomischem Status, Einkommen, Bildung, Herkunft und den damit einhergehenden ungleichen Gesundheitschancen besteht. Werden systemrelevante Berufe näher betrachtet fällt auf, dass eine Vielzahl der Arbeitnehmer*innen in prekären Arbeitsverhältnissen stehen. Die Verkäufer*innen im Supermarkt, die Alten- und Krankenpfleger*innen sind beispielsweise mindestens doppelt belastet. Einerseits arbeiten sie in Berufen, die gerade in der Hochzeit der Krise besonders wichtig waren, um die Grundversorgung der Bevölkerung sicherzustellen. Andererseits sind es nach wie vor Berufsgruppen, die nicht die nötige finanzielle Anerkennung seitens der Unternehmen erhalten. Nicht selten sind Zweitjobs notwendig, um den Lebensunterhalt der Familie sicherzustellen. Das wiederum führt zu einer zusätzlichen Belastung und Anfälligkeit selbst zu erkranken. Außerdem sind gerade diese Personen, aufgrund der hohen Frequentierung mit vielen Menschen, besonders gefährdet sich an dem Virus Covid 19 zu infizieren. Die Möglichkeit sicher im Home-Office zu arbeiten, bleibt diesen Berufsgruppen genauso verwehrt, wie die Einhaltung des vorgegebenen Sicherheitsabstandes. Außerdem müssen in den systemrelevanten Berufen auch häufig Überstunden geleistet werden, da schon grundsätzlich ein Personalmangel vorherrscht. Dieser wird pandemiebedingt noch verstärkt. Es kommt vermehrt zu krankheitsbedingten Ausfällen. Um aber die Versorgung der Bevölkerung sicherzustellen, ist Mehrarbeit durch das verbleibende Personal notwendig.

Gerade die Wirtschaftsbereiche, die häufig Personen der niedrigeren Statusgruppen beschäftigen, wie beispielsweise das produzierende Gewerbe und der Reinigungssektor sind aufgrund der sich verschiebenden Auftragslagen vermehrt von Kurzarbeit betroffen. Ein eventuell drohender Arbeitsplatzverlust kann auf die Kurzarbeit folgen. Das wiederum führt zu einer enormen psychischen Belastung, die auch ein Krankheitsauslöser sein kann.

Zu diesen Faktoren kommen dann noch die fehlenden Kinderbetreuungsmöglichkeiten aufgrund pandemiebedingter Schließungen von Kindertagesstätten. Eine Beschulung der älteren Kinder erfolgt online oder durch die Eltern zu hause. In den Familien entsteht durch die vielen verschiedenen Faktoren die zusammentreffen eine Situation, die für alle Familienmitglieder belastend ist. Großeltern dürfen nicht als Kinderbetreuung einspringen, weil sie zu der verallgemeinerten Risikogruppe für besonders gefährdete Personen gehören. Laut Robert-Koch-Institut gibt es jedoch keine allgemeingültige Corona-Risikogruppe. Vielmehr muss eine arbeitsmedizinische Beurteilung erfolgen, die die personenbezogenen Risiken einschätzt. Das RKI gab einen Steckbrief heraus, in welchem die Personengruppen aufgelistet sind, bei denen mit einem schwereren Krankheitsverlauf zu rechnen ist. In diesem Schreiben sind neben den über 50-Jährigen u.a. auch wieder Menschen mit Herz-Kreislauferkrankungen, Diabetes, Raucher und chronischen Leber- und Lungenerkrankungen zu finden (vgl. RKI 2020).

Auffällig hierbei ist, dass die Vorerkrankungen häufiger in den niedrigen Statusgruppen auftreten. Gerade diese Gruppen sind aber zusätzlich zu dem Risiko der Vorerkrankungen mehrfach belastet. Die Wahrscheinlichkeit, dass Menschen mit niedrigem sozioökonomischen Status in einem Haus mit Garten leben ist relativ gering. Vielmehr gestaltet sich die Wohnsituation eher so, dass sie in sozialen Brennpunktvierteln, in kleinen Wohnungen ohne Balkon leben müssen. Jetzt sind plötzlich alle Familienmitglieder gleichzeitig den ganzen Tag in der Wohnung. Der psychische Druck, der dadurch entstehen kann, ist nachvollziehbar. Auch ist ein Infektionsschutz in einem Hochhaus schwieriger zu gewährleisten, als in der eigenen Wohnung.

Zusammenfassend ist zu sagen, dass es wie bereits bei früheren Pandemien häufig die sozial niedrigen Statusgruppen sind, die am schwersten davon betroffen sind. Dafür sind nicht zuletzt die ungleichen Gesundheitschancen verantwortlich.

4. Literatur- und Quellenverzeichnis

Binder-Fritz, Christine; Rieder, Anita (2014): Zur Verflechtung von Geschlecht, sozioökonomischem Status und Ethnizität im Kontext von Gesundheit und Migration. Bundesgesundheitsblatt 2014-57:1031-1037.Berlin, Heidelberg; Springer-Verlag

Dragano, Nico; Wahrendorf, Morten; Müller, Kathrin; Lunau, Thorsten (2015): Arbeit und gesundheitliche Ungleichheit. Bundesgesundheitsblatt 2016-59:217-227.Berlin, Heidelberg; Springer-Verlag

Geyer, Siegfried (2015): Soziale Ungleichheiten beim Auftreten chronischer Krankheiten. Bundesgesundheitsblatt 2016-59:181-187.Berlin, Heidelberg; Springer-Verlag

Lampert, Thomas (2016): Soziale Ungleichheit und Gesundheit.

Marckmann, Georg (2016): Gerechtigkeit und Gesundheit

Muckenhuber, Johanna; Volk, Hannah (2018): Gesundheitliche Ungleichheit im internationalen Vergleich. Wiesbaden. Springer-Fachmedien Verlag

Robert-Koch-Institut (2020): SARS-CoV-2 Steckbrief zur Coronavirus-Krankheit-2019https://www.rki.de/DE/Content/InfAZ/N/Neuartiges_Coronavirus/Steckbrief.html [letzter Zugriff 06.06.2020

Teil III: Projektanalyse zum Thema Soziale Ungleichheit

Gesser, Steffi

Hochschule Darmstadt
University of Applied Sciences
Fachbereich: Soziale Arbeit

Modul 91100

Teilprüfungsleistung im Studiengang Soziale Arbeit (Bachelor)

Sommersemester 2020

Abgabedatum: 21.09.2020

Thema: **Projektanalyse zum Thema Soziale Ungleichheit und Gesundheit**

5. Sozial ungleiche Gesundheitschancen für Eltern und Kinder aus schwierigen sozioökonomischen Verhältnissen

Es ist wissenschaftlich erwiesen, dass die soziale Lage den Gesundheitszustand von Menschen stark beeinflusst (vgl. Kilian et. al. 2016). Dies betrifft sämtliche Altersgruppen, so auch die Kinder. In einer, in dem oben genannten Gesundheitsblatt, erwähnten Studie wird gezeigt, dass mit sozialer Ungleichheit auch weitere soziale Probleme anwachsen. So steigen durch soziale Ungleichheit beispielsweise die Kriminalität an, wogegen die Bildungschancen abnehmen. Dies wiederum setzt den Grundstein für weitere soziale Ungleichheiten.
Wie bereits in meinem Thesenpapier vom 07.06.2020 näher beschrieben, sind Personen mit einem niedrigen sozioökonomischen Status häufiger betroffen chronisch zu erkranken (vgl. Geyer 2015). In einer demokratischen Gesellschaft ist diese große, nachgewiesene gesundheitliche Ungleichheit inakzeptabel, da auch die individuellen Teilhabe- und Entwicklungschancen sehr stark vom sozialen Status abhängig sind.
Um dieser Entwicklung entgegenwirken zu können, wurde im Jahr 2003 der „Kooperationsverbund Gesundheitliche Ungleichheit" auf Initiative der Bundeszentrale für gesundheitliche Aufklärung (BZgA) gegründet und maßgeblich durch diese getragen. Der Kooperationsverbund betreibt seit seiner Gründung eine Datenbank, in der Projekte gesammelt werden, die besonders geeignet sind, die gesundheitliche Chancengleichheit zu verbessern. Diese Projekte orientieren sich an den speziellen Bedürfnissen der sozial benachteiligten Personengruppen.

Die zwölf Good -Practice Kriterien wurden im Jahre 2004, zur Verbesserung der Qualitätsentwicklung in der sozailagenbezogenen Gesundheitsförderung durch den Kooperationsverbund mit aufgenommen. Grundsätzlich kann von zwei Ansätzen ausgegangen werden, die zur Anwendung kommen, um die gesundheitliche Ungleichheit zu verringern. Zum Einen an der „Quelle", den Ursachen für soziale Ungleichheit, auch als „Upstream" bezeichnet. Dies bedeutet, wenn die Ursachen behoben würden, gäbe es für die benachteiligten Personen verbesserte Gesundheitschancen. Oder aber „Downstream", wo durch die Gestaltung der konkreten Bedingungen vor Ort, also im Lebensraum, verändert werden (vgl. Kilian et. al. 2016).

In dieser Arbeit werde ich fünf Projekte vorstellen, die in erster Linie die ungleichen Gesundheitschancen von Menschen mit niedrigen Einkommen verbessern sollen. Da ich mich auf die Frühen Hilfen und den Kinderschutz spezialisieren werde, betrachte ich als Zielgruppe Eltern mit ihren Kindern in schwierigen sozio-ökonomischen Verhältnissen näher.
Männer aus der niedrigen Statusgruppe haben ein um das 2,3 fach erhöhtes Risiko, Frauen sogar um das 2,9 fach erhöhtes, an Herz-Kreislauf-Beschwerden zu erkranken (vgl. Lampert 2015). Gleichzeitig treten auch in dieser Statusgruppe häufiger Erkrankungen an psychischen Störungen auf. Sind die Eltern erkrankt, besonders psychisch, besteht bei deren Kindern auch ein erhöhtes Krankheitsrisiko. Zum Einen, weil sie vorbelastet sind, zum anderen, weil ihre erkrankten oder belasteten Eltern nicht adäquat für sie sorgen können. Der Kreislauf beginnt. Die Eltern nehmen mit ihren Kindern nicht an präventiven Untersuchungen teil. So können Defizite oder gar Krankheiten nicht frühzeitig erkannt und behandelt werden. Hinzu kommt, dass Familien aus der unteren Statusgruppe häufig in kosten-günstigem Wohnraum, in sozialen Brennpunkten leben müssen. Es wohnen viele Personen auf engstem Raum zusammen. Für die Familien gibt es kaum Möglich-keiten sich zu regenerieren. Diese Faktoren beeinflussen die Gesundheit allesamt negativ.
Ein weiterer Aspekt, der hier angeführt werden muss ist, dass Menschen mit einem niedrigen sozialen Status häufig in prekären Beschäftigungsverhältnissen arbeiten oder in Berufen mit hohen Belastungskonstellationen und geringem Dispositions-spielraum tätig sind (vgl. Geyer 2015). So arbeiten Frauen in prekären Beschäfti-gungen häufig im Dienstleistungsgewerbe, der Reinigung, der Pflege, als Fabrik-arbeiterinnen und im Einzelhandel. Männer werden vermehrt in Berufszweigen eingesetzt, in denen schwere körperliche und gesundheitsschädigende Arbeiten mit hohen Unfallgefahren und Stressbelastungen, verrichtet werden müssen (vgl. Binder-Fritz et.al. 2014).

Auch niedrige Schul- und Bildungsabschlüsse stehen häufig im Zusammenhang mit niedrigeren beruflichen Positionen und gehen mit geringen Einkommen einher (vgl. Dragano et.al. 2016). Monotone Arbeitsbedingungen, die einen geringen Dispositionsspielraum zulassen, führen über einen längeren Zeitraum, zu einer Verringerung der geistigen Flexibilität (vgl. Geyer 2015).

Vermehrt treten Krankheiten aufgrund der geringeren finanziellen Mittel auf, weil sich die Betroffenen gesunde Ernährung oder Bewegungsangebote nicht leisten können. Sie sind meist nicht in der Lage, auch aufgrund von fehlendem Wissen, eine gesundheitsfördernde Lebensführung umzusetzen.
Nicht selten sind Eltern in sozialen Belastungssituationen langzeitarbeitslos und ohne berufliche Perspektive.

6. Projekte und angewendete Good-Practice Kriterien

Wie eingangs bereits kurz erwähnt habe ich mir fünf Projekte gewählt, die sich mit der Elternarbeit auseinandersetzen, um die ungleichen Gesundheitschancen von Babys und Kleinkindern zu verbessern, wenn diese in sozial schwachen Familien leben und aufwachsen müssen.

Baby-Führerschein

In Hamburg-Lokstedt befindet sich die Lenzsiedlung, in der im Vergleich zu anderen Hamburger Stadtteilen ein sehr hoher Anteil an Kindern und Jugendlichen lebt. So leben beispielsweise 30 % der unter18-Jährigen in der Lenzsiedlung. In Hamburg gesamt sind es ca. 16 %. Außerdem ist die Sozialstruktur mit einem über-durchschnittlich hohen Anteil an Migrant*innen gekennzeichnet. Um sozial be-nachteiligten Familien Unterstützung in Fragen rund um die Elternschaft und die Bedürfnisse von Säuglingen und Kleinkindern zu bieten, entstand das Projekt Baby-Führerschein im Jahr 2006. In diesem Kurs erhalten Eltern unter anderem In-formationen zur Gesundheitsförderung, Ernährung und Stärkung der Eltern-Kind-Bindung. Die Eltern erlernen Regeln und Rituale, das Grenzen setzen oder falls nötig, wo sie weitere Hilfen und Unterstützung bekommen können. Das Projekt ist eine Kooperation der Stiftung „Das Rauhe Haus" und dem „Verein Lenzsiedlung". Träger des Projektes „Baby-Führerschein ist „Das Rauhe Haus". Das Angebot ist aufgeteilt in einen Theorie- und einen Praxisteil und wird federführend von zwei Sozialpädagog*innen und einer Familienhebamme, die in das Netzwerk „Frühe Hilfen" eingebunden ist, betreut. Der Fokus diese Projektes liegt auf Eltern und ihren Kindern bis zum Alter von zwei Jahren mit besonders hohem Unterstützungsbedarf.

Das Good-Practice Kriterium **Empowerment** findet beim Projekt Baby-Führerschein Anwendung, weil das Team nach dem Grundsatz arbeitet, auf die Bedürfnisse der Teilnehmer*innen einzugehen und dabei die vorhandenen Ressourcen der Eltern genutzt und während des Prozesses gestärkt werden. Viele junge Mütter, die das Angebot nutzen, sind durch ihr Umfeld im Umgang mit ihrem Kind stark verunsichert. Der Kurs bestärkt die jungen Eltern darin, sich auf ihre eigene Intuition zu verlassen und z.B. sofort auf das Weinen des Kindes zu reagieren. Sie werden ermutigt, sich mit ihrem Verhalten auch gegen ihr Umfeld durchzusetzen. Die Eltern erlernen Sicherheit in der elterlichen Zuwendung und Grenzsetzung. Durch die Stärkung des Selbstbewusstseins, gelingt es den Müttern immer öfter, auch beim Kinderarzt nachzufragen, welche Untersuchung beim Kind gerade, aus welchem

Grunde durchgeführt wird. Außerdem motiviert das Team des Baby-Führerscheins die Eltern, aktiv für ihr Kind zu handeln und somit regelmäßig die medizinischen Vorsorgeuntersuchungen wahrzunehmen. Durch die Beratung werden die Mütter und Väter darin bestärkt eigenverantwortlich über die Art und den Umfang der Untersuchungen zu entscheiden. Dies wiederum führt dazu, dass die Eltern Vertrauen in sich und ihre elterlichen Fähigkeiten erlangen und dadurch auch handlungsfähiger werden, um weitere Hilfen und Unterstützung anzunehmen. Das bildet die Grundlage, die Abhängigkeit der Eltern von Unterstützungsangeboten nach und nach zu verringern **(Nachhaltigkeit)**. Ein weiterer wichtiger Bestandteil des aktiven Parts des Kurses besteht darin, die Mütter über eine gesunde Ernährung ihres Kindes zu informieren. Bei diesem Teil des Kurses ist es besonders wichtig, die Akteur*innen im Blick zu behalten. Da aufgrund von Migration, auch gerade der Bereich Ernährung eine große Rolle spielt. Während der Laufzeit des Projektes zeigt sich bei den Eltern ein Wissenszuwachs und ein besseres Verständnis für ihre Kinder.

Der Baby-Führerschein ist ein Angebot, welches auf der **niedrigschwelligen Arbeitsweise** basiert. Das Projekt findet in der Lebenswelt der Adressat*innen statt und ist durch die Anbindung an die Umgebung der Eltern, einfach und unkompliziert zu erreichen. Der Kurs ist kostenlos und basiert auf einer freiwilligen Teilnahme. Für die Kurse werden Räumlichkeiten im Stadtteil ausgewählt, die den Eltern bereits bekannt sind. Da das Projekt ohne komplizierte Anmeldungen auskommt, kristallisieren sich nach ungefähr vier Terminen feste Kerngruppen heraus. Die **Niederschwelligkeit** zeigt sich auch darin, dass die Themen verständlich und praxisnah aufbereitet werden.
Um die Situation im Quartier aufzugreifen, werden Übersetzungshilfen integriert, da die Kurssprache Deutsch ist. In diesem Zusammenhang ist auch zu erwähnen, dass die teilnehmenden Eltern sich gegenseitig unterstützen und so auch, über den Kurs hinaus, soziale Netzwerke aufgebaut werden.
Seit 2006 findet das Projekt Babyführerschein mehrmals im Jahr regelmäßig statt. Über die Auswirkungen der Covid-19-Pandemie in Bezug auf dieses Projekt konnten keine Informationen gefunden werden. Es ist jedoch zu vermuten, dass die Kurse entweder gar nicht oder mit verringerten Teilnehmerzahlen durchgeführt wurden. Jetzt, nach Lockerung der Kontaktbeschränkungen, werden wieder Kurse angeboten.

ADEBAR-Beratung und Begleitung für Familien

Da Kinder aus sozial benachteiligten Familien häufiger gesundheitlichen Belastungen ausgesetzt sind, wurde das Projekt ADEBAR ins Leben gerufen. ADEBAR ist ein Angebot der beiden Hamburger Stadtteile Altona-Altstadt und St. Pauli-Süd. Diese beiden Stadtteile sind im Gesundheitsbericht der Stadtdiagnose im Jahr 2001 als Stadtteile mit schlechter sozialer Lage identifiziert worden. Es wurde festgestellt, dass die hier lebenden Kinder erhöhte Defizite im Bereich der Wahrnehmung, der Motorik, der Sprachentwicklung, des Ernährungsverhaltens und der Zahngesundheit haben. Präventionsangebote, wie zum Beispiel die Vorsorge-untersuchungen wurden nur zum Teil wahrgenommen. Den Eltern fehlte es an

Bewältigungsressourcen, welche sich negativ auf die Entwicklung der Kinder auswirken. Um dem entgegenzuwirken entstand im Jahr 2005 das Familienprojekt ADEBAR. Es ist ein sozialraumorientiertes Projekt der Gesundheitsförderung und der Sozialarbeit mit dem Ziel, die soziale und gesundheitliche Situation der Familien aus St. Pauli Süd und Altona-Altstadt zu verbessern und deren Kompetenzen zu stärken. Das Projekt beinhaltet vier Arbeitsbereiche, die Stadtteilentwicklung, das Familienhebammenangebot, ein Familiencafé und eine familiäre flexible Krisenhilfe. Das Angebot des Projektes setzt an der Lebenswelt der Adressat*innen an und verfolgt das Ziel, die in den Stadtteilen lebenden Familien in das bestehende Hilfesystem zu integrieren und falls notwendig weitere, individuelle Unterstützung zu installieren. Die Familien sollen aktiviert und gefördert werden. Ein weiterer Ansatz des Projektes ist, die Veränderung der Strukturen des Stadtteils und der Aufbau von interdisziplinären Kooperationsbeziehungen. Da es sich bei ADEBAR um ein sehr niederschwelliges Angebot handelt, soll die aktive Einbeziehung von Eltern gefördert werden und bei den Kindern die gesundheitsfördernde Handlungsfähigkeit steigern.

Um in diesem Projekt umfassend und wirkungsvoll arbeiten zu können, ist es wichtig die Zielgruppe zu erreichen. Dies gelang bei ADEBAR durch die **niederschwellige Arbeitsweise.** Besonderes Augenmerk liegt darauf, die Familien zu erreichen. Das gelingt ADEBAR u.a. durch die Einrichtung eines Familiencafe`s oder durch den persönlichen Kontakt im Stadtalltag. Besonderen Wert legte das Team von ADEBAR darauf, dass die Angebote offen und keinesfalls stigmatisierend sind. Das gelingt zum Beispiel durch die Organisation von Flohmärkten und Veranstaltungen, die integrativ angelegt sind. Erwähnenswert ist, dass die Angebote ebenfalls wie im vorherigen Projekt (Baby-Führerschein) über keine großen Anmeldeformalitäten verfügen. Beratungen können ohne lange Wartezeiten und mit kurzfristigen Terminen in Anspruch genommen werden. Durch die Teilnahme an diesen offenen Gruppenangeboten ist die Erreichbarkeit der Adressat*innen gewährleistet, ohne dass diese sich an verpflichtende Folgetermine binden müssen. Durch die aufsuchende Arbeit der Familienhebammen, werden Klient*innen erreicht, die von sich aus keinen Kontakt zu dem Projektteam aufnehmen würden. In den, dem Projekt angeschlossenen „betreutem Spielplatz" und „Kinderbetreuung ohne Kita" wird die Stadtentwicklung aktiviert und die Adressat*innen **sehr niederschwellig** erreicht. Dadurch das ADEBAR in den verschiedenen Bereichen, wie z.B. in offenen Treffpunkten, Gruppenangeboten und Einzelfallhilfen, im Quartier tätig ist, wird die Kontaktaufnahme zu den Bewohner*innen erleichtert. Durch die Arbeit in einem multidisziplinären Team aus Sozialpädagog*innen, Hebammen und medizinischem Personal, kann eine Unterstützung der Familien, je nach Problemlage, erfolgen. Da gerade Personen aus einem sozial schwachen Umfeld Helfersystemen sehr skeptisch gegenüber stehen ist bei der Arbeit mit diesem Klientel besonders wichtig, dass die Helfer*innen den Betroffenen mit einer wertschätzenden, positiven, respektvollen und integrativen Haltung gegenüber treten.

Die im Projekt mitarbeitenden Familienhebammen sind im Sinne des **Multiplikatorenkonzeptes** mit anderen Fachkräften vernetzt und nehmen in diesem

Zusammenhang regelmäßig am „Runden Tisch Altona – St. Pauli" teil. Das Ziel ist, sich die Versorgung von Frauen rund um die Geburt in den Stadtteilen St. Pauli und Altona zu verbessern und somit Versorgungslücken zu schließen. Eine weitere **Multiplikation** besteht aus der Mitarbeit im Netzwerk der Hamburger Familienhebammen. Hier wird sich für die Beratung von neu entstehenden Familienhebammenprojekten eingesetzt. Im Bereich Stadtteilentwicklung bietet ADEBAR Qualifizierungsbausteine für Beratung und Selbsthilfe an, in dem zum Beispiel die Bewohner*innen zu Leistungen aus dem SGB II informieren können.

Empowerment, die Befähigung der Familien im Stadtteil, gehört zu den Grundprinzipien der Arbeit von ADEBAR.
Durch die ressourcenorientierte Arbeitsweise der Professionellen, sollen die zum Teil verschütteten oder verkümmerten individuellen Stärken und Fähigkeiten der Familien wieder aufgedeckt und gefördert werden. Oberste Priorität bei der Arbeit mit den Adressat*innen genießt die Unterstützung von Selbsthilfeaktivitäten oder die Selbstorganisation des Stadtteils.
Im Familiencafé wird zum Beispiel informiert, qualifiziert und fortgebildet. Die Themen orientieren sich an den Bedarfen und dem Interesse der Stadt-teilbewohner*innen. Es werden Informationsveranstaltungen und Fortbil-dungseinheiten zum Beispiel zu erster Hilfe am Kind, gesundem Ernährungsverhalten, Schlafverhalten von Kindern oder SGB II-Leistungen angeboten. Diese Gespräche und Angebote fördern die **Partizipation** der Klient*innen.
Durch die Arbeit der Familienhebammen werden die Mütter qualifiziert auf die individuellen Bedürfnisse ihrer Kinder einzugehen. Gerade das Mentalisieren ist in diesem Zusammenhang erwähnenswert. Dabei steht die Stärkung der Mutter im selbstständigen Umgang mit ihrem Kind im Vordergrund. Die Teilnahme an Vorsorgeuntersuchungen, um eventuelle Probleme oder Defizite frühzeitig zu erkennen wird ebenso angesprochen, wie die Information über weiterführende Behandlungen oder Beratungen. Integratives Arbeiten bedeutet in diesem Zusammenhang, dass die Angebote an den Lebenswelten aller Betroffenen ansetzen. Neben fachlicher Kompetenz bedarf es einer hohen sozialen Sensibilität der Helfer*innen, um allen Beteiligten gerecht zu werden und in den heterogenen Gruppen niemanden auszugrenzen.

Familienhebammen in Sachsen – Anhalt

Auch in Sachsen -Anhalt gibt es eine Studie, die aufzeigt, dass Kinder aus benachteiligten Familien mehr gesundheitlichen Belastungen ausgesetzt sind, als Kinder aus höheren sozialen Schichten. Jedes sechste Kind ist von Einkommens-armut betroffen. Dadurch entstehen auch gesundheitliche und soziale Folgen, wie zum Beispiel Defizite in der Motorik, bei der Sprachentwicklung, der Zahngesundheit und beim Ernährungsverhalten. Hinzu kommen in diesem Zusammenhang häufig auch noch fehlende Bewältigungsressourcen der Eltern und mangelndes Wissen über Hilfesysteme. Diese Faktoren können sich negativ auf das gesamte Familien-system und somit auf die Entwicklung der Kinder auswirken.

Das Projekt „Familienhebammen" spricht werdende Mütter und Väter an, die sich in schwierigen sozialen Lagen, wie zum Beispiel Arbeitslosigkeit oder Armut befinden, alleinerziehend sind oder aus anderen Gründen Unterstützung benötigen. Die Arbeit der Familienhebammen ist eine aufsuchende Arbeit. Dieses Angebot erleichtert den Zugang zur Zielgruppe, die aus unterschiedlichsten Gründen nicht von selbst Hilfe und Unterstützung suchen würden. Die speziellen Familienhebammen leisten neben der eigentlichen Hebammenarbeit auch spezielle Betreuung und Beratung dieser Familien bis das Kind ein Jahr alt ist. Die Betreuung durch die Familienhebammen kann bis zu zehn Wochenstunden pro Familie umfassen. Die Eltern und die Kinder werden bei diesem Projekt ebenfalls aktiv mit einbezogen, was die Elternkompetenz fördern und die Gesundheit der Kinder stärken soll. Das Familienhebammenprojekt versteht sich als einer der Bausteine des Frühwarn- oder Frühfördersystems. Es ist ein Präventionsprogramm, das sich an werdende Eltern und Eltern mit Kleinkindern richtet, die gesundheitliche und psychosoziale Risikofaktoren aufweisen und geringe Ressourcen haben, diese auszugleichen. Im Projekt sollen die Familienhebammen bis zur Vollendung des ersten Lebensjahres des Kindes, zur Begleitung von Familien mit Risikopotential, eingesetzt werden.

Auch in diesem Projektbeispiel findet das **Empowerment** als Good-Proctice Kriterium wieder Anwendung. Diese Maßnahme ist besonders geeignet, das Maß an Selbstbestimmung und Autonomie im Leben der beteiligten Eltern zu erhöhen. Wie bereits in den beiden vorangegangenen Beispielen beschrieben geht es hierbei in erster Linie darum, die Selbstwirksamkeit der Mütter und Väter zu stärken und diese in die Lage zu versetzen ihre individuellen Stärken zu fördern und zu nutzen. Durch das Familienhebammenprojekt sollen die Eltern qualifiziert werden, sich selbständig um ihr Kind kümmern zu können.

Bei der Begleitung wird besonders darauf geachtet, dass die Zielgruppe sich nicht bevormundet bzw. unwissend fühlt. Die Hebammen treten den Klient*innen mit einer positiven, respektvollen, wertschätzenden und integrativen Haltung gegenüber. Dadurch, dass die Betreuung der Familien auf einen relativ langen Zeitraum angesetzt ist, gelingt es den Familienhebammen in der Regel das Vertrauen der Adressat*innen in begleitende Hilfen aufzubauen. Dadurch fällt es den Eltern leichter, gegebenenfalls weitere professionelle Hilfen, auch durch externe Berater*innen, in Anspruch zu nehmen.

Damit durch dieses Projekt die Zielgruppe erreicht werden kann, ist es wichtig mit einer **niederschwelligen Arbeitsweise** zu agieren. Hierbei ist besonders darauf zu achten, dass sich die sozial benachteiligten Familien angesprochen fühlen und das Angebot diese auch erreicht. In diesem Beispiel werden die Familien zu einer Teilnahme dadurch motiviert, dass es keine schwierigen und langwierigen Anmeldeformalitäten gibt. Da die Familienhebammen ins Haus kommen, entfällt auch das Aufsuchen von Beratungsstellen bzw. Arztpraxen. Gerade sozial benachteiligte Familien meiden diese Orte. Die kontinuierliche Betreuung durch eine Familienhebamme als feste Bezugsperson schafft Vertrauen und mindert Vorurteile oder Ängste der Eltern. Das Angebot ist freiwillig und auf die individuellen Bedürfnisse oder Fragestellung der betreuten Familien zugeschnitten. Die Themen werden immer den persönlichen Gegebenheiten angepasst. Auch in diesem Jahr konte das Projekt fortgesetzt werden, wenn sowohl die Eltern, als auch die Hebammen die pandemiebedingten Vorgaben eingehalten haben.

Wichtig ist für die Adressat*innen die Arbeit der Familienhebammen als unabhängig anzusehen und dies nicht mit einem Kontrollmechanismus gleichzusetzen. Durch die Zeit die gemeinsam verbracht wird gelingt es meist, Berührungsängste mit Jugendämtern und anderen Behörden abzubauen.

?mittendrin?

Für das Marburger Gesundheitsnetzwerk für Kinder „mittendrin" haben sich 49 Netzwerkpartner aus verschiedenen Bereichen zusammengeschlossen, die gesundheitliche Chancengleichheit von Kindern aus benachteiligten Stadtteilen zu verbessern. Zielgruppe dieses Projektes sind Kinder im Alter bis zu zehn Jahren und deren Familien, aus eben diesen Stadtteilen. Im Vordergrund steht bei diesem Projekt der sozialräumliche Zugang zu den Lebenswelten der betroffenen Kinder und Eltern. Es sollen mit diesem Projekt der gesundheitsförderliche Lebensstil der Bewohner*innen gestärkt und gefördert werden. Hierzu sollen Ressourcen aus dem unmittelbaren Sozialraum unterstützt und genutzt werden. Während der vorerst dreijährigen Laufzeit sollen drei Hauptziele erreicht werden.

- die bewegungsorientierte Gestaltung des Sozialraumes
- Vermittlung neuer Bewegungs- und Grenzerfahrungen
- Erweiterung der Möglichkeiten zur familiären Selbstversorgung.

In den benachteiligten Marburger Stadtteilen leben ca. 1100 Kinder im Alter bis zu 10 Jahren. Bei den Schuleingangsuntersuchungen wurde festgestellt, dass sehr wenige Eltern die Vorsorgeuntersuchungen vollständig in Anspruch genommen haben.

Ein Teilbereich des Projektes soll die gesunde Ernährung sicherstellen. Hierfür wurde das Teilprojekt „Interkultureller Garten" ins Leben gerufen.

Dies geschah, weil einige Bewohner*innen mit Migrationshintergrund, landestypische Gemüse ihrer Heimat anbauen wollten. Es wurden Ressourcen gestärkt, damit der Garten in Zukunft als Ort der Erholung und Selbstversorgung dienen kann. **(Empowerment)**

Es werden Netzwerke erweitert und Integration gefördert.

Um die **Partizipation** der Bewohner*innen zu stärken ist ein wesentlicher Grundgedanke des Netzwerkes, die Beteiligung der Kinder an der Ausgestaltung der gesundheitsfördernden Angebote. So wurde mit ca. 900 Kindern und deren Eltern bereits im ersten Halbjahr der Projektlaufzeit eine Sozialraumerkundung durchgeführt. Aufbauend darauf wird der Sozialraum dementsprechend bewegungsorientiert umgestaltet. Bereits in der Projektvorbereitung wurden die Bewohner*innen indirekt mit einbezogen, so wurde beispielsweise die Projektkonzeption gemeinsam mit ihnen erarbeitet und auf ihre Bedürfnisse zugeschnitten. Die Gemeinwesen Initiativen hatten die wichtige Funktion das Projekt zu koordinieren und an die entsprechenden Stellen zu transferieren. Hier wurde die

Partizipation über einen Zwischenschritt der Einbindung der Netzwerkpartner gewährleistet. Zur Mitbestimmung der Bewohner*innen der Stadtteile wurden vorhandene Strukturen, wie zum Beispiel Bewohnerversammlungen und Arbeitsgruppen genutzt. Dadurch können sie Einfluss auf die weitere Ausgestaltung der Aktivitäten nehmen. Die Kinder und Jugendlichen **partizipieren** an der Mitbestimmung durch gestalterische und kreative Methoden. Die Ergebnisse der Sozialraumerkundung wurden mit Beteiligung der Kinder umgesetzt. Hier arbeiteten die Kinder an Dokumentationstischen, um den Prozess und den Bauverlauf festzuhalten. So konnten sie den Bau von Spielgeräten in ihrem Wohnumfeld dokumentieren. In einer Zukunftswerkstatt überlegen die Kinder, wie sie sich eine Gestaltung des Spielplatzes vorstellen.

Gesundheit jetzt – in sozialen Brennpunkten!

Die sozio-ökonomische Lage und die Ausstattung mit finanziellen Ressourcen wirken sich auf die Gesundheit von Kindern und Jugendlichen aus. Durch verschiedene Studien wird belegt, dass Kinder, die in sozial benachteiligten Verhältnissen aufwachsen, häufiger an Zahnerkrankungen, psychosomatischen Beschwerden oder Erkrankungen der Atemwege leiden. Außerdem haben sie ein erhöhtes Unfallrisiko und sind häufiger in Verkehrsunfälle verwickelt. Die Art und Weise, auf die vorbeugende und gesundheitlich präventive Maßnahmen konzipiert sind, können diese von sozial benachteiligten Menschen nur unzureichend wahr-genommen werden. Um dem entgegen zu wirken sind dringend **niedrigschwellige**, gesundheitsfördernde und medizinische Angebote erforderlich, die den **Setting-Ansatz** berücksichtigen. Dies wird im Projekt „Gesundheit jetzt – in sozialen Brennpunkten" in Mainz in der Obdachlosensiedlung Zwerchallee umgesetzt. Themen, die in diesem Projekt behandelt werden sind u.a. Ernährung, Bewegung, Entspannung versus Gewalt und der Impfstatus.
Die Information und die Gesundheitserziehung finden direkt vor Ort, im sozialen Brennpunkt statt und werden in niedrigschwelligen Präventionsmodulen angeboten. Diese Angebote erfolgen in Kooperation mit Vereinen und Institutionen unter Berücksichtigung der **Partizipation** der Betroffenen. Damit die im sozialen Brennpunkt lebenden Menschen nicht resignieren oder krank werden, benötigen sie Ressourcen und Bewältigungskräfte, die durch das niedrigschwellige Projekt angesprochen werden sollen. Der Verein Armut und Gesundheit e.V. ist Träger des Projektes und erarbeitete die Module, die im Sinne eines ganzheitlichen Vorgehens eng miteinander verknüpft sind.

Zum Thema Ernährung beliefert beispielsweise eine Vollkornbäckerei dir ortsansässige Kita mit Vollkornbrot und stellt es dem Projekt als Spende zu Verfügung. Um die Ernährungsgewohnheiten der Kinder zu verändern, besuchten diese einen Biobauernhof, im Rahmen eines zweitägigen Ausflugs. Auch die „Mainzer Tafel" beteiligt sich aktiv, indem sie für die Familien in der Siedlung eine eigene Ausgabestelle eingerichtet hat. Bei den Nahrungsmitteln, die ausgegeben werden, wird besonders der Gesundheitsaspekt berücksichtigt.
Für die Kita-Kinder stellten Spender Regenkleidung, Turnschuhe und Spiel- und Sportgeräte zur Verfügung, damit die Kinder bereits im jungen Alter angehalten

werden können, sich zu bewegen, um Erkrankungen vorzubeugen. Alle Kinder und Jugendliche von ALG II Empfänger*innen können das Sportangebot im örtlichen Turnverein kostenfrei wahrnehmen.

Die Bewohner der Siedlung bauten gemeinsam einen Bauwagen zu einem Gesundheitshaus um, von dem alle profitieren können. Dies war ein entscheidender Grund, um an diesem Projekt mitzuwirken. Mittlerweile hat sich das Gesundheitshaus zum Mittelpunkt der Siedlung entwickelt. Es wird von den Bewohner*innen aktiv mitverwaltet und unterhalten.

7. Diskussion der vorgestellten Projekte bzgl. Chancen und Grenzen

Die von mir ausgewählten Projekte wurden unter dem Gesichtspunkt der ungleichen Gesundheitschancen von Familien mit niedrigem sozioökonomischen Status betrachtet. Auffällig war, dass die Good-Practice Kriterien **Niederschwelligkeit** und **Empowerment** gerade bei den drei Projekten, die Eltern mit kleinen Kindern ansprechen wollen, Anwendung fanden. Nehmen wir diese Projekte in Bezug auf Chancen und Grenzen näher unter die Lupe, ist zu erkennen, dass diese nur aufgrund der Niederschwelligkeit und der Ressourcennutzung funktionieren können. Gerade Eltern in sozial schwachem Umfeld sehen Helfersysteme nicht als Unterstützung an, sondern eher deren Kontrollfunktion. Somit ist die Hemmschwelle groß, auf diese Projekte von sich aus zuzugehen. Durch die aufsuchende Arbeit, die langfristige Betreuung, durch beispielsweise die Familienhebammen, besteht die Chance, Vertrauen aufzubauen und in Zukunft auch externen Helfern nicht mehr so skeptisch gegenüber zu stehen. Eine weitere Chance dieser Projekte liegt darin, dass die Eltern die angebotenen Unterstützungen und Hilfen annehmen und sich dadurch die Beteiligung an Vorsorgeuntersuchungen erhöht. Hier besteht dann für die Kinder, die weitere Unterstützung benötigen, zeitnah die Möglichkeit, einzu-greifen und gesundheits- bzw. entwicklungsfördernde Maßnahmen zu einleiten. Der gesundheitliche Status der Kinder könnte sich dadurch verbessern. Eine Grenze der Projekte sehe ich darin, dass niemals alle Betroffenen angesprochen werden können. Da die Projekte auf Freiwilligkeit beruhen, was auch als positiv zu betrachten ist, werden immer einige Personen nicht erreicht. Ich bin der Meinung, dass gerade Diese, die nicht erreichten werden können, einen erhöhten Bedarf haben. Sie entziehen sich aber durch die Nichtteilnahme an derartigen Projekten, dem Blick der Öffentlichkeit und damit auch dem der Helfersysteme.

Beim Projekt Baby-Führerschein müssen die Eltern den Schritt in die Räumlichkeiten wagen. Haben sie dies geschafft, liegt es in der Hand der betreuenden Professionellen, sie zu motivieren weiterhin zu erscheinen. Wie aber gerade in diesem Projekt beschrieben, kristallisiert sich nach kurzer Zeit eine kleine Kerngruppe heraus, die dann auch regelmäßig an den Treffen teilnimmt. Es wäre zu überdenken, mit welchen Aktivitäten oder Inhalten, die Eltern motiviert werden können sich kontinuierlich einzubringen. Regelmäßiges Frühstück oder ein gemeinsam aufgebautes Babysitter-Netzwerk wären meiner Meinung nach eine gute Idee.

Das Projekt Gesundheit jetzt – in sozialen Brennpunkten! Habe ich mit großem Interesse, wenn auch mit gleich großem Erstaunen verfolgt. Die Idee des Projektes ist sehr interessant. Gerade, was die Ernährung und die Bewegungsförderung betrifft, kann ich mir vorstellen, dass es gut von den Bewohner*innen der Siedlung angenommen wird. Durch die Heranführung der Kinder in der Kita an eine gesunde Ernährung kann der Grundstein dafür gelegt werden, dass die Kinder eine erzieherische Funktion ihren Eltern gegenüber einnehmen und auch diese beginnen, die gesamte Familie gesund zu ernähren. Damit könnte theoretisch der Kreislauf ernährungsbedingter Erkrankungen durchbrochen werden. Meiner Meinung nach wird die Praxis aber leider so aussehen, dass diese „gesunden" Spenden, die einzige Möglichkeit für die Kinder sind in der Kita überhaupt frühstücken zu können, weil sie sonst ohne Essen den Kita-Alltag bewältigen müssten. Daher sehe ich die Chance des Projektes eher in der kurzfristigen Eindämmung von Mangel bzw. Mangelernährung der Kinder. Die Initiative der „Mainzer Tafel" ist begrüßenswert, auch wenn ich der Meinung bin, dass es in einem Land wie Deutschland, die Tafel, als Grundlage zur Ernährung nicht mehr geben dürfte. Die Politik wäre gefordert, dass die Mindestlöhne bzw. die Sozialleistungen, die Tafeln nicht mehr nötig machen.

Grundsätzlich gilt für das Gelingen der Projekte, dass die Zielgruppe direkt angesprochen wird. Die Inhalte müssen alltagsnah und für alle gut verständlich sein. Bei Familien mit Migrationshintergrund ist es eventuell hilfreich, wenn Dolmetscher oder Übersetzungshilfen eingesetzt werden.

In Bezug auf die Covid-19 Pandemie am Anfang dieses Jahres, welche bis heute noch präsent ist, wäre wünschenswert, wenn die, durch die Kontaktbeschränkungen, ausgesetzten Projekte wieder aufgenommen werden könnten. Die Gefahr besteht aber darin, dass es für die Projekte keine ausreichenden Finanzierungsmöglichkeiten mehr gibt. Die Kommunen verfügen aufgrund geringerer Steuereinnahmen über weniger Gelder, die für soziale Projekte eingesetzt werden können. Gleichzeitig steigt aber der Bedarf daran. Immer mehr Familien werden aus einer höheren Statusschicht in eine niedrigere abrutschen. Viele Menschen haben ihren Arbeitsplatz verloren, weil die Unternehmen durch Kurzarbeit nicht in der Lage waren alle Arbeitnehmer weiter zu beschäftigen. So wächst der Anteil an Arbeitnehmern in prekären Arbeitssituationen. Mit den finanziellen Sorgen und der zum Teil Doppel- oder Dreifachbelastung steigen die Belastungsauslöser für Erkrankungen. Davon ist dann die komplette Familie betroffen.

8. Literatur- und Quellenverzeichnis

Dragano, Nico; Wahrendorf, Morten; Müller, Kathrin; Lunau, Thorsten (2015): Arbeit und gesundheitliche Ungleichheit. Bundesgesundheitsblatt 2016-59:217-227.Berlin, Heidelberg; Springer-Verlag

Geyer, Siegfried (2015): Soziale Ungleichheiten beim Auftreten chronischer Krankheiten. Bundesgesundheitsblatt 2016-59:181-187.Berlin, Heidelberg; Springer-Verlag

Kilian et.al.(2016): Gesundheitsförderung in den Lebenswelten gemeinsam stärken. Bundesgesundheitsblatt (2016): Online publiziert: 22. Dezember 2015. Berlin, Heidelberg: Springer-Verlag

Lampert, Thomas (2016): Soziale Ungleichheit und Gesundheit.

BEI GRIN MACHT SICH IHR WISSEN BEZAHLT

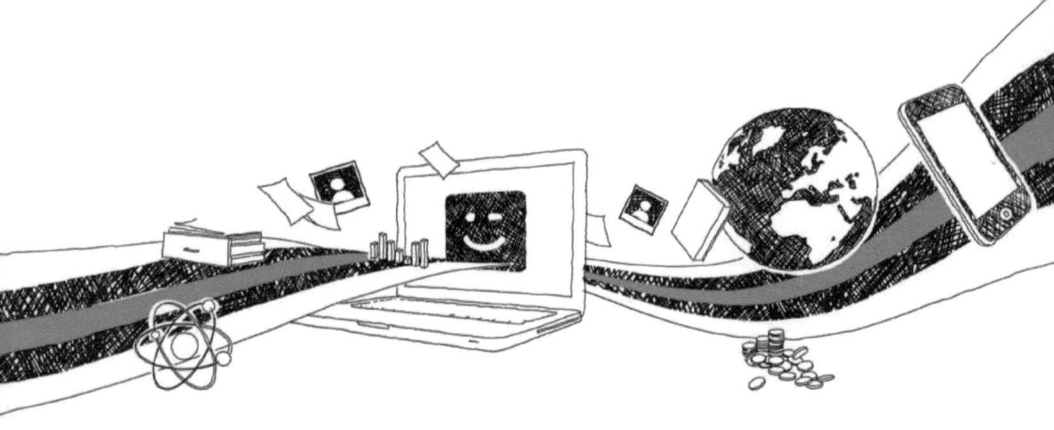

- Wir veröffentlichen Ihre Hausarbeit,
  Bachelor- und Masterarbeit

- Ihr eigenes eBook und Buch -
  weltweit in allen wichtigen Shops

- Verdienen Sie an jedem Verkauf

Jetzt bei www.GRIN.com hochladen und kostenlos publizieren

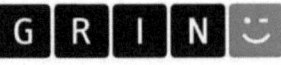